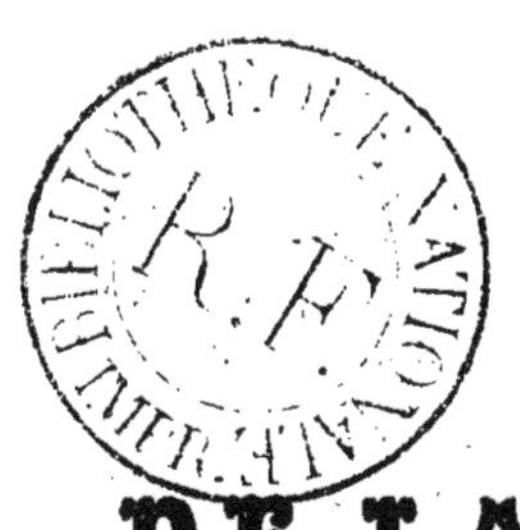

DE L'UTILITÉ
DE LA BELLADONE

DANS LE TRAITEMENT DE LA COLIQUE DE PLOMB.

RÉFLEXIONS CRITIQUES SUR QUELQUES POINTS DE LA THÉRA-
PEUTIQUE DES MALADIES SATURNINES ;

Par M. MALHERBE,

MÉDECIN SUPPLÉANT DES HOSPICES DE NANTES ,
MEMBRE DU CONSEIL DE SALUBRITÉ DE LA MÊME VILLE.

Malgré les importants travaux publiés sur les maladies occasionnées par les émanations saturnines , on peut dire que, sous plusieurs rapports, c'est encore une question pendante.

Les tentatives faites jusqu'ici , pour soustraire à l'influence délétère du plomb les ouvriers que leur profession force à manier ce métal sous une forme ou sous une autre , ont complétement échoué. Des substances qui, soit dans leur préparation , soit dans leur emploi, n'offrent aucun danger , l'oxyde de zinc et l'oxyde blanc d'antimoine , substituées à la céruse dans la peinture, ont donné d'excellents résultats ; néanmoins, cette substitution n'a pu être généralement acceptée , parce qu'elle entraîne une trop grande élévation du prix des travaux. Les essais de prophylaxie faits jusqu'à ce jour , n'ont pas réussi à conjurer le mal.

Enfin, si les moyens de traitement , aujourd'hui connus,

1

procurent la guérison du plus grand nombre des maladies saturnines, on rencontre cependant des cas de paralysie incurables, et l'on voit de temps en temps succomber des malades atteints d'encéphalopathie.

Des expériences de M. Flandin, communiquées à l'Académie des Sciences, dans sa séance du 6 mai 1850, confirment ce que nous venons de dire de l'innocuité de l'oxyde de zinc.

Cependant, une lettre de M. Bouvier, médecin de l'hôpital Beaujon, lue également à l'Académie des Sciences, le 13 mai, signale un fait contradictoire. Il a observé chez un homme qui avait été soumis aux émanations de zinc sous forme pulvérulente, un ensemble de symptômes qui rappellent tout-à-fait ceux de la colique de plomb. Ce malade guérit en quinze jours par l'usage des purgatifs de l'opium et de bains alternativement sulfureux et savonneux. (*Journ. des Con. Méd. Chir.*, juin 1850, p. 305.)

Nous ne nous arrêterons pas ici à disserter sur la nature des maladies saturnines ; le plomb, pénétrant peu à peu dans l'économie par une ou plusieurs voies, donne lieu à un empoisonnement lent, qui se manifeste d'abord par cet ensemble de symptômes si bien décrit par M. Tanquerel Desplanches, et qui caractérise l'intoxication saturnine primitive : état qui peut persister assez longtemps sans que le jeu des principales fonctions soit sensiblement troublé.

L'époque où la maladie se manifeste varie beaucoup suivant la quantité de plomb introduite, et surtout suivant le degré de susceptibilité de l'organisme qui le reçoit. L'influence du poison s'exerce particulièrement sur les systèmes nerveux et musculaire ; et, chose singulière, il donne lieu à des effets complétement opposés ; ainsi, d'un côté, convulsions, délire, douleurs violentes; de l'autre, paralysie, coma, anesthésie ; et ces phénomènes ne se manifestent pas toujours alternativement : car il n'est pas rare d'observer la paralysie et l'anesthésie en même temps qu'il existe de vives douleurs.

Un des phénomènes les plus curieux de cet empoisonnement, c'est l'anesthésie cutanée.

Ce symptôme, que M. Tanquerel Desplanches avait si-
gnalé comme très-rare, puisqu'il n'existerait, suivant lui,
qu'une fois environ sur cent, s'est montré bien plus fré-
quent à M. Beau (1), au point que celui-ci établit que,
loin d'être un phénomène rare, l'anesthésie est au contraire un symptôme habituel et pour ainsi dire essentiel
de l'intoxication saturnine.

Cette anesthésie, qui peut envahir toute la surface de
l'enveloppe cutanée, mais qui est ordinairement limitée,
présente deux variétés, l'anesthésie de douleur et l'anesthésie
de tact.

La première existe presque toujours seule, la seconde
ne s'observe que rarement, dans les cas d'intoxication
très-prononcée, et toujours elle est accompagnée de l'anesthésie de douleur. Ce symptôme suit toutes les phases
de l'empoisonnement saturnin, il augmente et diminue
avec lui.

Une circonstance bien digne d'attention, c'est l'existence
d'une semblable anesthésie dans les maladies caractérisées
par la concentration de l'influx nerveux sur certains or-
ganes, comme l'hystérie, l'hypochondrie, le délire nerveux, etc. Ces faits, que M. Beau a constatés par de nombreuses observations, ne semblent-ils pas prouver que les
efforts que la nature est obligée de faire en plus d'un côté,
elle les fait en moins d'un autre.

Nous croyons devoir mentionner ici un fait observé par
M. Gueneau de Mussy, au château de Claremont, dont les
habitants furent atteints d'empoisonnement saturnin, par
suite de la présence du plomb dans l'eau qui servait à
tous les usages domestiques du château. Chez quelques-
uns des malades il se manifesta une hyperesthésie générale
de la peau, se reproduisant par accès, et si vive qu'il était
impossible d'exercer le moindre contact sans leur arracher
des larmes et des cris (2).

---

(1) Recherches sur l'anesthésie, etc. *Arch. gén. de Méd.*, janvier 1848.
(2) Bouchardat, *Annuaire de Thérapeutique pour 1850.*

Les faits que nous venons d'énoncer nous suffisent pour établir les indications fondamentales qui doivent dominer la thérapeutique des maladies saturnines. On doit se proposer : 1.º D'éliminer la substance toxique introduite dans l'économie ;

2.º De combattre les désordres auxquels sa présence a donné lieu.

La colique saturnine étant la manifestation la plus fréquente de l'empoisonnement par le plomb, a depuis long-temps appelé l'attention des médecins ; aussi sa thérapeutique est-elle plus avancée que celle des autres affections qui dérivent de la même source : nous pourrions même dire, en quelque sorte, que le traitement de celles-ci n'existe pas. Notre revue portera donc plus spécialement sur les divers moyens curatifs qu'on a opposés à la colique de plomb.

La nécessité d'éliminer le poison, cause de la maladie, n'est pas ce qui a d'abord frappé l'esprit des médecins ; ils se sont naturellement occupés, tout d'abord, de faire disparaître les deux symptômes les plus pénibles pour le malade, la douleur et la constipation ; et, en raison de leur résistance, ils ont été conduits à les attaquer par les drastiques les plus énergiques associés à des narcotiques puissants. Les évacuants et les narcotiques, joints à quelques sudorifiques, constituent, comme on sait, le traitement de la Charité, qui régna presque seul pendant deux siècles, malgré les efforts des partisans de la méthode antiphlogistique à outrance.

Certes, le traitement de la charité a eu de nombreux succès, mais il faut convenir, que même simplifié, il se compose d'un singulier et monstrueux assemblage de médicaments.

On en pourrait dire autant du bizarre traitement imaginé par le docteur Ranques, d'Orléans, qui ne paraît pas avoir eu beaucoup d'imitateurs.

Le traitement de la charité a été modifié de bien des manières différentes, et on conçoit très-bien que les esprits sérieux n'aient pu accepter, d'une manière absolue, une formule aussi compliquée, et qui s'appliquait empiriquement à tous les malades sans distinction aucune.

D'un autre côté, si les drastiques énergiques qui en font la base, n'entraînent, la plupart du temps après eux, aucune conséquence fâcheuse, il n'en est pourtant pas toujours ainsi, et ils sont tout au moins contre-indiqués dans les cas où il existe une complication d'entérite bien évidente.

Les sudorifiques ont d'abord été supprimés comme inutiles, les drastiques ont été remplacés par de simples laxatifs ; enfin, l'huile de croton tiglium, conseillée par M. Tanquerel Desplanches, a été adoptée par beaucoup de médecins, quoiqu'elle ait, en définitive, les mêmes inconvénients que les autres drastiques dont elle est destinée à tenir la place. Du reste, quelque modification qu'on ait fait subir au traitement purgatif, on lui a toujours associé les narcotiques, et principalement l'opium ou les sels de morphine à dose plus ou moins élevée.

Nous ne nous arrêterons pas à discuter l'utilité du traitement antiphlogistique, les résultats obtenus par cette méthode étant à peu près nuls, et les émissions sanguines n'ayant vraiment qu'une importance secondaire dans la thérapeutique des maladies saturnines. Nous citerons seulement pour mémoire le traitement employé à l'hôpital de Middlesex, par le docteur Wilson, traitement qui se rattache à la méthode antiphlogistique. Il fait placer les malades dans le bain et leur fait prendre en lavement de l'eau du bain, au moyen d'un clyso-pompe, jusqu'à ce que la résistance qu'oppose l'intestin au cours des matières fécales, soit vaincue par l'énorme quantité d'eau introduite ; suivant lui, on obtiendrait ainsi de très-rapides guérisons.

La méthode narcotique est, après la méthode purgative, celle qui compte le plus grand nombre de partisans. Nous rangeons, sous ce chef, tous les modes de traitement dans lesquels les remèdes narcotiques sont employés exclusivement, et ceux dans lesquels, en y associant quelques moyens adjuvants, on leur laisse néanmoins la principale part. Cette méthode remonte jusqu'à Stoll, qui déclare que la colique de plomb réclame des doses élevées et souvent répétées d'opium, et que les guérisons qu'il a obtenues par ce moyen ont toujours été rapides et nombreuses. M. Brachet a proposé le même mode de traitement. M. Bricheteau, qui le suit depuis près de dix ans, n'a jamais eu besoin d'aider son action par des émétiques ou des purgatifs. Il donne l'opium à la dose de deux grains en huit pilules, que le malade prend d'abord d'heure en heure; si le mal est opiniâtre, il en augmente la dose et ajoute des lavements laudanisés; il fait appliquer en même temps sur le ventre un emplâtre contenant de l'extrait gommeux thébaïque.

Le n.° de juillet 1845 du *Journal des Connaissances medico-chirurgicales* contient un exposé du traitement narcotique formulé par le docteur Triberti, de Milan. Ce médecin emploie l'extrait d'opium à la dose de 30 à 60 centigr. par jour; il y joint l'administration quotidienne de 180 à 500 grammes de vin. Le malade prend aussi, chaque jour, une boisson composée avec émulsion, 750 grammes, et sirop diacode, 60 grammes; enfin des frictions sont pratiquées sur l'abdomen avec un liniment composé de 15 grammes de laudanum et de 90 grammes d'huile d'olive. Sous l'influence de cette médication, la guérison s'obtient en quelques jours, sans qu'on ait besoin de recourir aux purgatifs, et sans que les malades éprouvent de symptômes d'intoxication.

M. Marion, médecin à l'Hôtel-Dieu de Nantes, nous a dit avoir, dans un assez grand nombre de cas, administré avec succès l'opium aux doses prescrites par le docteur Triberti, mais sans y joindre le vin ni les autres formules conseillées par ce praticien. Après un petit nombre de jours d'usage de l'opium on voyait cesser les douleurs, et il suffisait alors d'une petite dose d'huile de Ricin ou même de quelques lavements émollients pour faire disparaître la constipation. Tout en suivant ce traitement, les malades prenaient fréquemment des bains de Baréges et d'eau de savon pour nettoyer la peau des molécules de plomb dont elle était couverte.

L'observation suivante donnera une idée exacte de ce mode de traitement.

Pennevert, Jean-Louis, âgé de 30 ans, a travaillé au plomb pendant 11 mois avec de courts intervalles. Il a été employé à la fabrication du plomb de chasse et au four à cuire le minium. Il entre à l'hôpital le 1.ᵉʳ décembre 1847, éprouvant, depuis trois jours, des coliques, de la constipation, des vomissements, sans difficulté dans l'émission des urines, et présentant des signes prononcés d'intoxication primitive.

On lui prescrit la limonade sulfurique et un lavement purgatif des peintres qui produit une selle.

Le 2 décembre on lui donne 10 centigr. d'extrait thébaïque; le 3 et le 4, il en prend 15 centigr. De plus, ce dernier jour, on lui prescrit un bain de Baréges, suivi immédiatement d'un bain d'eau de savon : on continue la limonade sulfurique.

Le 5 décembre, le malade n'a pas été à la selle depuis le lavement ; l'extrait thébaïque est porté à 30 centigr.

Le 6, douleurs presque nulles, point de selles, émission de gaz ; même dose d'opium ; 15 grammes d'huile de Ricin pour demain matin.

7 Décembre. Le malade a eu hier une selle naturelle; on continue l'opium.

8 Décembre. L'huile de Ricin, administrée hier, a produit plusieurs évacuations; aujourd'hui, douleurs nulles : 20 centigrammes d'extrait thébaïque.

Le 9 et le 10, l'amélioration continuant, le malade prend seulement 10 centigrammes d'extrait thébaïque.

Le 11, il sort guéri. — Tenu à une diète sévère les premiers jours, il avait commencé le 5 décembre à prendre des aliments solides dont on avait augmenté progressivement la quantité les jours suivants.

On voit qu'ici on n'a pas eu besoin de dépasser la dose de 30 centigrammes d'opium en 24 heures, et que la constipation, après quelques jours, a cédé avec une grande facilité. Il paraît que le docteur Triberti débute du premier coup par la dose de 30 centigr. d'extrait thébaïque.

Malgré la rareté des accidents toxiques dus à cette manière de procéder, il semble plus prudent, au moins chez les sujets faibles, de commencer par des doses moindres, qu'on élève rapidement, quand elles sont sans effet.

Dès l'année 1846, connaissant la méthode du docteur Triberti et les succès obtenus par M. Marion, nous pensâmes que l'opium qui produit si facilement la constipation, pourrait être avantageusement remplacé par une substance qui, susceptible comme lui de calmer les douleurs, aurait en même temps un effet laxatif. La belladone, que nous avions administrée avec succès suivant la formule de M. Bretonneau, dans les constipations nerveuses, nous sembla propre à réaliser ces deux conditions, et nous résolûmes de l'appliquer au traitement de la colique de plomb. Depuis le commencement de 1846, nous avons traité 29 malades par ce moyen ; et, dans tous les cas, son action a été manifeste et avantageuse. Nous voulions recueillir un plus grand nombre de faits avant de publier le résultat de nos observations, parce qu'il nous restait plusieurs points à éclaircir. Nous nous sommes décidé à le faire, dès à présent, en lisant dans le *Journal des Connaissances médico-chirurgicales,* premier n.º de janvier 1850, la note suivante :

M. le docteur Blanchet, médecin à Tours, a, depuis plusieurs années, abandonné l'emploi des purgatifs au début de la colique saturnine. Il administre exclusivement des narcotiques à fortes doses, l'extrait thébaïque et l'extrait de belladone associés, soit en pilules, soit en lavements ; le premier à la dose de 15 à 30 centigrammes ; le second à celle de 5 à 10 centigrammes dans les 24 heures. L'auteur obtient un prompt soulagement sans produire de narcotisme. Les purgatifs ne sont administrés que le troisième jour ; mais alors leur effet est certain, bien qu'ils appartiennent à la classe des minoratifs.

Le même médecin a employé deux fois le chloroforme dans la colique de plomb, à la dose de 8 gouttes dans une potion de 120 grammes. Le soulagement a été tellement rapide que si des faits plus nombreux viennent confirmer cet heureux résultat, le chloroforme laissera bien loin derrière lui toutes les autres médications.

Mais revenons à la belladone, et disons comment nous avons procédé à son administration. Comme nous l'avons dit plus haut, nous avons adopté la formule conseillée par M. Bretonneau contre les constipations nerveuses; seulement, nous avons augmenté les doses. Nous prescrivons, le premier jour, 5 centigrammes d'extrait de belladone unis à 10 centigrammes de poudre de racine de la même plante. Si l'action du médicament est manifeste, nous continuons à la même dose les jours suivants; et, après trois ou quatre jours, nous diminuons et même nous cessons le remède, si les douleurs sont nulles et les selles faciles. Quand la première dose est sans effet, nous donnons, le second jour, 10 centigrammes d'extrait et 20 centigrammes de poudre; le troisième jour, 15 centigrammes du premier et 30 centigrammes de la seconde. Dans les cas intenses, on est forcé de continuer cette dose plusieurs jours; une seule fois nous l'avons dépassée et nous avons porté l'extrait à 20 centigrammes, et la poudre à 40 centigrammes. Aussitôt que l'état du malade semble s'amender, on doit diminuer progressivement; mais il ne faut pas suspendre brusquement le remède dès que les douleurs ont cessé et que les garde-robes sont devenues faciles, sans quoi on serait exposé à voir reparaître les accidents au bout de peu de jours. Nous faisons toujours diviser la dose de chaque jour en cinq parties qui doivent être prises dans toute la journée, à intervalles égaux.

Nous avons quelquefois joint au moyen précédent des quarts de lavements contenant de 2 à 3 centigrammes d'extrait de belladone, donnés à la distance de 12 à 24 heures, et des onctions sur l'abdomen avec une pommade composée de 5 grammes d'extrait de belladone, et de 10 grammes d'axonge, pour être employée dans la journée. Cependant nous avons rarement recours aux lavements parce qu'ils nous ont semblé donner très-facilement lieu à des symptômes toxiques. Plusieurs faits rapportés dans le n.º du 15 avril 1850 du *Journal des Con. méd.-chir.*

font voir combien il peut être parfois dangereux d'administrer, par cette voie, de fortes doses de belladone, surtout quand les lavements sont gardés entièrement.

Nous avons généralement aidé l'action du narcotique par l'administration de bains tièdes, de lavements émollients, de bains de Barége et de bains d'eau de savon; nous reviendrons plus bas sur l'utilité de ces derniers moyens.

On doit toujours diminuer les doses de belladonne, quand il se manifeste des symptômes même légers d'intoxication; on doit en suspendre l'usage complétement, quand ces symptômes se montrent d'une manière intense, ce que, du reste, nous n'avons pas observé une seule fois. Un peu de dilatation des pupilles, un léger trouble de la vue, quelques vertiges, voilà ce que nous avons vu le plus souvent chez les malades faisant usage de belladone; il s'y est joint quelquefois des nausées, un ou deux vomissements, une légère sensation de constriction à la gorge. Une seule fois, nous avons vu un peu de délire pendant la nuit.

Il est digne de remarque que les phénomènes toxiques ne se sont pas montrés de préférence chez les sujets qui prenaient les plus fortes doses de belladone. On doit donc les considérer comme le résultat d'une susceptibilité individuelle, plutôt que de la dose élevée du médicament. Cette circonstance prouve que l'empoisonnement par le plomb, ainsi que plusieurs autres états de l'économie, dans lesquels l'innervation est profondément troublée, donne lieu à une tolérance toute spéciale pour les agents de la médication narcotique.

Sous l'influence de la belladone, le plus grand nombre des malades a éprouvé du soulagement du premier au troisième jour : chez la plupart d'entre eux, les douleurs ont diminué plus ou moins de temps avant l'apparition des selles; dans quelques cas, cependant, les douleurs ont continué un certain temps, avec la même intensité, après que les selles avaient commencé.

Dans la moitié des cas, la belladone n'a été prise que pendant quatre ou cinq jours; une fois, elle n'a été prise que pendant deux, une diarrhée qui se manifesta alors, nous ayant conduit à lui substituer l'opium. Nous trouvons, dans le reste des observations, la durée du traitement exprimée par les nombres 6, 7, 8, 10 et 11 ; ce dernier chiffre ne se trouve qu'une fois, et, dans ce cas, la belladone a triomphé de la maladie, après qu'elle avait résisté à l'opium à haute dose employé pendant longtemps et concurremment avec quelques purgatifs.

Nous pensons, sans oser encore l'affirmer, que la belladone est destinée à procurer des guérisons plus rapides que les autres modes de traitement.

A l'appui de cette opinion, nous trouvons, dans un mémoire de M. Chrestien, de Montpellier, sur la belladone, des observations du docteur Hanius (1), sur l'utilité de ce médicament dans les contractions spasmodiques des intestins ; la cinquième est celle d'un garçon qui fut pris d'une violente colique saturnine, pour avoir broyé du blanc de céruse. Le docteur Hanius lui fit prendre une émulsion d'huile de ricin opiacée, en même temps qu'un lavement de belladone, et il obtint la guérison la plus prompte qu'il ait jamais vue (2).

Ajoutons ici que M. Gueneau de Mussy administrait à ses malades de Claremont l'opium et la belladone, à la dose de 5 centigrammes chacun, toutes les quatre ou six heures, avec quelques petits morceaux de glace d'abord, et ensuite avec une infusion faible de rhubarbe.

Les guérisons dues à la belladone sont-elles plus solides que celles obtenues par d'autres méthodes ? Nos observations ne sont pas assez nombreuses pour nous permettre

---

(1) *Jour. des Con. méd. chir.*, mars 1850, p. 120.

(2) L'effet cathartique de la belladone est aujourd'hui un fait appuyé sur de nombreuses observations. Nous avons mentionné plus haut l'avantage qu'on peut retirer de son administration dans les constipations nerveuses. La jusquiame et le stramonium, dont les propriétés diffèrent si peu de celles de la belladone, jouissent aussi de cette vertu cathartique, quoiqu'à un moindre degré que cette dernière. Nous nous sommes souvent très-bien trouvés de l'association de la jusquiame et de la belladone avec les drastiques ; il nous a semblé que, par ce moyen, nous assurions leur action évacuante tout en la rendant moins douloureuse.

aucune comparaison à ce point de vue. Nous n'attachons pas non plus une grande importance aux chiffres énoncés plus haut ; ils ne doivent être considérés que comme une pierre d'attente qui appelle de nouvelles recherches sur cet intéressant sujet.

L'exposé que nous venons de faire est une analyse rigoureuse des 29 observations que nous possédons. La plupart de ces faits ont trop d'analogie entre eux pour qu'il soit utile d'en rapporter un grand nombre ; il suffira d'en citer quelques-uns pour mettre en lumière la vérité de nos assertions.

PREMIÈRE OBSERVATION.

Burnel, Adolphe-Joseph, peintre, âgé de 21 ans, entre à l'Hôtel-Dieu, le 7 février 1848.

Il y a deux mois qu'il est sorti de l'hôpital, où il a été guéri en huit jours, par les purgatifs, d'une colique saturnine qui durait depuis un mois, et qu'il avait contractée en travaillant à peindre pendant six semaines dans une fabrique de céruse.

Rechute datant de huit jours, coliques, constipation, vomissements, émission des urines facile ; point d'arthralgie, quelques douleurs de tête. Avant d'entrer à l'hôpital, il avait pris du bouillon de veau et des lavements de graine de lin ; le soir de son entrée, on lui administre un lavement purgatif des peintres, qui lui procure quatre selles et un soulagement marqué.

8 février, on constate, outre les symptômes précédemment énoncés, l'existence d'un liséré bleu au bord des gencives, et une légère coloration brune de la base des dents ; mais il n'existe point d'amaigrissement, d'ictère, ni de fétidité de l'haleine. Sentiment du tact conservé, anesthésie de douleur étendue à toute la peau. (Bouillon.— 5 pil. avec extrait de belladone, 0 gr. 05, poudre de racine de belladone, 0 gr. 10.)

9 février, une selle hier, après les pilules ; une autre ce matin, douleurs beaucoup moindres, l'anesthésie continue, un peu d'appétit. (Gruau, mêmes pil. qu'hier.)

10, trois selles depuis hier, coliques nulles, légère dilatation des pilules. La sensibilité de la peau commence à se rétablir. (Mêmes prescriptions, de plus un bain de Baréges.)

11, coliques nulles, selles naturelles, retour progressif de la sensibilité cutanée. (Quart d'aliments; même prescription du reste.) Bain d'eau de savon.

12, on supprime la belladone, à cause des progrès rapides de l'amélioration; on augmente les aliments. (Bains de Baréges.)

Le malade sort, le 14, dans un état satisfaisant; l'anesthésie a complétement disparu.

Ce fait n'est pas très-concluant, quant à l'action de la belladone, tant à cause de son peu de gravité que de l'état dans lequel se trouvait le malade, quand on a commencé l'administration du remède. Ce qui nous a engagé à le rapporter, c'est que les circonstances relatives à l'anesthésie y sont notées avec soin.

2.e OBSERVATION.

Lemercier, Mathurin, peintre, âgé de 36 ans, entre à l'hôpital le 2 octobre 1846.

Il a eu plusieurs attaques de colique saturnine. Il est malade cette fois depuis cinq à six jours : coliques, constipation, émission facile des urines, symptômes d'intoxication primitive médiocrement prononcés; un peu d'appétit, point de nausées.

3 octobre, mêmes symptômes. (Vermicelle, tisane de gomme sucrée, 5 pil. avec extrait, 0 gr. 05, poudre de racine, 0 gr. 10.) La veille, l'élève interne du service avait donné les mêmes pilules.

4, dès hier, une selle de matières plus liquides que dans l'état normal; coliques moindres. (Même prescription.

5 et 6, même état, une selle par jour. (Demi-quart d'aliments; du reste, même prescription.)

7, hier, deux selles, peu de douleurs; dilatation des pupilles, nausées et sentiment de constriction à la gorge. (Même prescription; de plus, bain de Baréges.)

8, une selle hier, même état de l'abdomen, douleurs vagues dans les membres, pouls à 48 pulsations. (Quart d'aliments, quart de ration de vin rouge; 3 pil., extrait de belladone, 0 gr. 03; poudre de racine, 0 gr. 05.)

9, point de selles hier, point de coliques. (Mêmes prescriptions que la veille; de plus, bain de Baréges.)

10, 11, 12, l'amélioration continue, encore quelques douleurs dans les membres; on continue les pilules jusqu'au 12, à la même dose que le 9. Jusqu'au 16, il prend encore 3 bains de Barége et 2 lavements émollients, à cause d'un peu de lenteur des selles; on augmente progressivement les aliments, et il sort, le 19, dans un état satisfaisant. La belladone a été donnée à ce malade pendant dix jours; mais les doses ont toujours été faibles, néanmoins son action a été très-marquée, puisque, dès le second jour, le malade a eu une selle plus liquide qu'à l'état normal, et que, le sixième jour du traitement, il a présenté quelques légers symptômes d'intoxication.

3.e OBSERVATION.

Bouyer, Joseph, cérusier, âgé de 22 ans, entre à l'hôpital le 16 janvier 1847.

Il est atteint d'une colique saturnine intense, les symptômes d'intoxication primitive sont très-prononcés : il est traité par l'opium, qu'on élève rapidement à la dose de 60 centigrammes; cette dose est continuée pendant 4 jours; le 22 janvier, on descend à 40 centigrammes; le 23, on administre 50 centigrammes, et on continue à la même dose jusqu'au 30 janvier. Les 17, 18 et 25 janvier, il a pris le lavement purgatif des peintres; le 26, 15 grammes d'huile de ricin avec une goutte d'huile de croton tiglium; le 29, une bouteille d'eau de sedlitz; à partir du 30 janvier, et pendant les premiers jours de février, le malade se trouve mieux; on diminue progressivement les doses d'opium, on augmente les aliments.

Le 6 février, retour des coliques, constipation, perte d'appétit. (Bouillon, tisane de gomme sucrée; on commence l'usage de la belladone. Extrait, 0 gr. 05, poudre, 0 gr. 10).

Le 7, on augmente la dose. Extrait, 0 gr. 10; poudre, 0 gr. 20.

Le 8, on prescrit, extrait, 0 gr. 15; poudre, 0 gr. 30. On joint à ces moyens des cataplasmes sur l'abdomen et un lavement émollient chaque jour.

9 février, le lavement d'hier a été rendu sans matières, les selles ont commencé ce matin. (Bouillie de blé sarrazin, tisane de gomme sucrée, même dose de belladone, cataplasme sur l'abdomen).

10, une selle solide hier, douleurs moindres, aucun phénomène toxique. (Même prescription.)

11 et 12, les selles continuent, les douleurs se calment, un peu d'appétit; on accorde un peu de pain au malade. La belladone est continuée à la même dose.

13, 3 selles depuis hier, les douleurs sont à peu près nulles, on diminue la dose de belladone des deux tiers. Extrait, 0 gr. 05; poudre, 0 gr. 10.

Les jours suivants, on continue cette dernière dose, les selles deviennent régulières; le 17, les douleurs ont totalement disparu depuis trois jours, on supprime la belladone, on augmente progressivement les aliments. Du 17 au 27, jour de sa sortie, il accuse un peu de douleur à l'épigastre, deux bains tièdes ont fait disparaître ce symptôme; il sort en très-bon état.

Ici la durée du traitement a été de 11 jours; et, en raison de la résistance du mal, on a été forcé d'élever les doses, et cependant on n'a pas observé le plus léger symptôme de narcotisme. L'opium avait été également bien supporté, mais il n'avait eu qu'un effet incomplet et passager, quoique administré énergiquement et continué pendant 20 jours; ainsi donc ce fait établit incontestablement les avantages de la belladone en elle-même et par rapport à l'opium.

4.ᵉ OBSERVATION.

Auffray, Ollivier, journalier, âgé de 41 ans, entre à

l'hôpital général, le 12 novembre 1849 (dans les salles succursales de l'Hôtel-Dieu).

Depuis 5 semaines il est employé, dans une fabrique de plomb, à retirer le minium du four, à le passer au moulin, puis ensuite à le piler. Depuis huit jours il éprouve de la céphalalgie, des crampes dans les membres et des coliques qui, pourtant, ont diminué sans traitement ; il a, chaque jour, une selle jaune demi-liquide, l'émission des urines est facile.

La veille de son entrée, il a été pris de faiblesse des jambes, de douleurs dans les membres et dans la face, de coliques très-fortes.

13 novembre, mêmes symptômes que la veille, le malade a eu un peu de sommeil, mais à son réveil ses coliques ont notablement augmenté, symptômes prononcés d'intoxication primitive, anesthésie de douleur aux avant-bras et aux membres abdominaux, pouls dur et plein, langue rouge, engorgement des parotides.

(Soupe, tisane de gomme sucrée, 5 pilules, extrait de belladone, 0 gr. 05 ; poudre de racine, 0 gr. 10 ; gargarisme alumineux).

Le lendemain, les douleurs des membres ont diminué, le malade n'a pas eu de selles depuis son entrée à l'hôpital ; appétit, demi-quart d'aliments, même prescription, du reste.

15 novembre, deux selles liquides depuis hier, perte de l'appétit, coliques vives. De nombreux cas de choléra existaient alors dans nos salles, nous fûmes donc effrayé de cette diarrhée, et nous crûmes devoir remplacer la belladone par l'opium à la dose de 10 centigrammes ; dès le lendemain, les coliques avaient cessé et l'appétit avait reparu, mais les selles restèrent liquides jusqu'au 18, quoique le malade prît chaque jour 10 centigrammes d'extrait thébaïque.

Le 19, il entrait en convalescence, toute médication fut cessée, les aliments furent augmentés, et le 22, il sortit dans un état satisfaisant.

Nous avons rapporté ce fait, parce qu'il nous a semblé présenter une contre-indication à l'administration de la belladone; nous pensons que , dans les cas de beaucoup les plus rares où il existe une complication d'entérite ou même de simple diarrhée, l'opium doit être préféré.

5.e OBSERVATION.

Letendar, Magloire, cérusier, âgé de 28 ans, entre à l'hôpital le 14 octobre 1848.

Il travaille à la céruse depuis deux mois ; il éprouve depuis 4 jours une douleur vive à la région épigastrique, les selles sont naturelles, soif peu vive, appétit conservé.

15 octobre, liseré bleu très-marqué des gensives, un peu de fétidité de l'haleine, point d'ictère ni d'amaigrissement : la douleur est bornée à la région épigastrique. (Soupe, tisane de gomme sucrée ; 15 sangsues à l'épigastre.)

16, nulle amélioration , anxiété vive, vomissements fréquents. (Bouillon de poulet, tisane de gomme sucrée, 5 pillules, extrait de belladone, 0 gr. 05, poudre de racine, 0 gr. 10.)

17, les vomissements ont continué, douleurs un peu diminuées, point de selles depuis deux jours. (On double la dose de belladone, même prescription, du reste.)

18, un seul vomissement ce matin, douleurs moindres, point de selles, un peu de sommeil cette nuit, point d'effets toxiques. (Même prescription que la veille, plus deux lavements émollients.)

19, 3 selles après le second lavement, cessation des vomissements ; ce matin douleurs presque nulles, un peu de dilatation des pupilles. (Même prescription, moins les lavements ; on accorde un peu de soupe.)

20 octobre, le malade se trouve mieux, douleurs nulles, point de vomissements ni de selles ; appétit. (Demi-quart d'aliment, un lavement émollient, on diminue la dose de belladone de moitié.)

Le 21, le malade se trouvant tout à fait bien, sort malgré les observations qu'on lui adresse.

Dès le lendemain de sa sortie, les accidents reparaissent, et il rentre à l'hôpital le 26 du même mois.

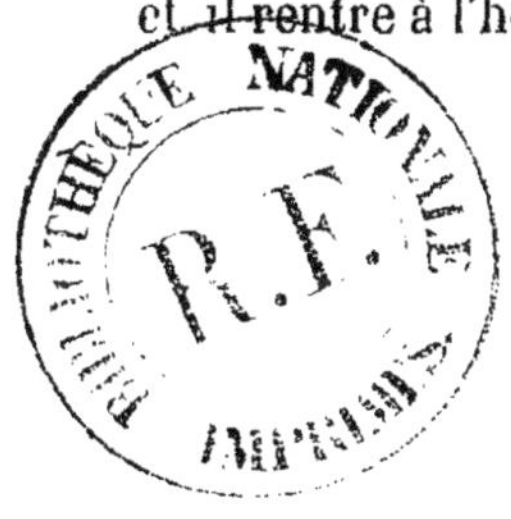

27 octobre, coliques, constipation. (Soupe, eau de gomme sucrée, 5 pilules, extrait de Belladone, 0 gr. 10, poudre de racine, 0 gr. 20, deux lavements émollients., un bain tiède.

28, une selle hier, douleurs moindres, intermittentes, appétit. (Demi-quart d'aliments, un seul lavement, point de bain, *idem* du reste.

29 octobre, deux selles hier, douleurs nulles, sommeil tranquille, légère dilatation des pupilles sans autre accident toxique. (Quart d'aliments, on diminue la belladone de moitié.)

30, une selle ce matin, douleurs nulles. (On augmente les aliments, *idem* du reste.)

31, cinq selles hier, douleurs nulles, dilatation des pupilles, un peu de trouble de la vue. (On cesse le traitement et on augmente les aliments.)

Les jours suivants, le malade va de mieux en mieux, il sort le 5 novembre.

L'action de la belladone a été, à la fois, rapide et puissante chez le malade qui fait le sujet de cette observation. Les accidents avaient cédé tout d'abord après quatre jours de l'usage du remède, mais la cessation brusque, et peut-être des écarts de régime commis par le malade, après sa sortie prématurée, ont occasionné une rechute qui a disparu aussi rapidement que la première attaque, pour se terminer par un retour franc à la santé.

6.e Observation.

Graton, Louis, âgé de 40 ans, a travaillé à la céruse depuis deux ans, à diverses reprises ; il y a environ quinze jours qu'il est sorti de l'hôpital, où il était resté vingt jours, pour une colique saturnine (3.e attaque), rentré le 25 juin 1847. Depuis sa sortie, il n'est pas retourné travailler au plomb ; cependant, depuis trois jours, les coliques ont reparu.

Constipation, douleurs dans les jambes, teinte ictérique, amaigrissement, fétidité de l'haleine, coloration ardoisée du bord des gencives auprès des dents incisives, anesthésie de douleur aux avant-bras et aux jambes, appétit presque nul, soif vive.

26 juin, soupe de lait, tis. de gomme sucrée avec eau de Rabel, 4 grammes ; un bain de Baréges et un bain savonneux.

Le 27 juin, nous prenons le service. Hier soir, douleurs violentes, vomissements, l'élève interne a prescrit 5 centigrammes d'extrait de belladone avec 10 centigrammes de poudre de racine, et un lavement de 0 gr. 05 d'extrait dans 100 grammes d'eau.

Le lavement a été gardé. Ce matin, il n'existe aucun signe d'intoxication ; l'ictère est plus prononcé qu'hier ; il existe dans tout l'abdomen une douleur qui augmente par la pression saccadée, qui diminue par une pression égale et douce. (Lait sucré 500 grammes, même tisane que la veille, même dose de belladone, le lavement conditionnellement : bain de Baréges et bain savonneux.)

28, le lavement a été pris et gardé trois quarts d'heure, point de signes d'intoxication, épistaxis cette nuit, pouls à 96, douleurs un peu moindre, l'ictère persiste ainsi que la constipation. (Même prescription, moins les bains qui sont prescrits pour demain.)

29, persistance des symptômes, épistaxis, vomissements. (On double la dose de belladone à ingérer par la bouche, *idem* du reste.)

30 juin, hier soir les symptômes persistant, et le lavement ayant été gardé, l'élève interne, malgré quelques troubles de la vue, en prescrit un second qui est suivi d'une selle abondante. Ce matin, pupilles légèrement dilatées, mais conservant assez bien leur contractilité. (Même prescription.) Le malade réclame des aliments, on lui accorde un peu de bouillie de blé sarrazin.

1er juillet, le lavement d'hier a été gardé trois heures et suivi de deux évacuations de matières naturelles. Ce matin, douleurs nulles, persistance de l'ictère, l'anesthésie cutanée a presque entièrement disparu. Point de phénomène toxique. (Demi-quart d'aliments, *idem* du reste.)

2 juillet, même état. (Même prescription.)

3 , amélioration progressive. (Ext. bell. 0 gr. 05, poudre de racine 0 gr. 10, lavement, extrait de belladone 0 gr. 03.)

4, même prescription moins le lavement.

Le 5, l'ictère a presque entièrement disparu. (Extrait de belladone 0 gr. 03, poudre de racine 0 gr. 05.)

Le 6, on cesse toute médication et on augmente les aliments.

Le malade sort, le 9, parfaitement rétabli.

Chez ce malade, les évacuations alvines n'ont commencé que le quatrième jour, et les matières sont restées naturelles, malgré la continuation de l'usage de la belladone ; on n'a pas été forcé de dépasser la dose quotidienne de 10 centigrammes d'extrait et de 20 centigrammes de poudre de racine, quoique ici les douleurs aient eu une grande intensité ; néanmoins, nous avons insisté sur la médication pendant cinq jours encore après leur disparition, d'abord pour entretenir la liberté du ventre, et ensuite dans la crainte d'une récidive qu'on devait croire facile chez un sujet soumis depuis assez longtemps à l'action des émanations saturnines, et ayant déjà éprouvé plusieurs attaques de colique.

De tout ce qui précède, nous croyons pouvoir conclure que la belladone est un médicament très-efficace dans le traitement de la colique de plomb, et qu'elle exerce une action manifeste sur les deux principaux symptômes de cette maladie : la douleur et la constipation. Nous pensons, en outre, que, par son action relâchante spéciale, elle peut faire disparaître l'espèce d'astriction qu'éprouvent les tissus vivants au contact du plomb, phénomène qui nous paraît s'opposer à l'élimination, soit naturelle, soit artificielle du poison autant que le peu de solubilité de celui-ci. Nos observations ne sont pas d'ailleurs assez nombreuses pour nous permettre de décider toutes les questions qui se rattachent à ce point de thérapeutique.

Nous n'avons pas l'intention d'examiner en détail tout ce qui se rapporte au traitement des autres formes de l'empoisonnement saturnin ; mais nous voulons examiner ici les divers agents qui, en raison de leurs propriétés chimiques, ont été proposés, soit comme moyens curatifs pour éliminer le plomb introduit dans l'économie, soit comme prophylactiques pour empêcher son action délétère.

Ces moyens sont l'acide sulfurique, l'alun, les préparations sulfureuses à l'intérieur et à l'extérieur, et, enfin, l'iodure de potassium. On sait le peu de succès qu'a eus l'acide sulfurique, soit pour traiter, soit pour prévenir l'empoisonnement par le plomb ; aussi, malgré les éloges que lui a donnés M. Gendrin, ce moyen ne mérite pas qu'on s'y arrête davantage. L'alun, préconisé par M. Kapeler, a paru plus efficace et a été adopté, au moins comme adjuvant, par un certain nombre de praticiens ; nous verrons cependant que son emploi est vivement critiqué.

Nous n'en dirons pas autant des préparations sulfureuses qui ont paru avoir des avantages réels, soit en boissons, soit en bains. Malheureusement, l'eau chargée d'acide sulfhydrique, proposée comme moyen prophylactique, a un goût trop désagréable pour qu'on puisse jamais obtenir que les ouvriers en fassent usage régulièrement. Restent les bains sulfureux, qui nous semblent avoir la plus grande utilité pour nettoyer la peau des molécules de plomb qui s'y sont attachées, puisqu'il est incontestable que l'absorption du poison peut se faire par le tégument externe. On donne lieu, par l'emploi des bains de Baréges, à la formation d'un sulfure de plomb insoluble, dont on débarrasse ensuite la peau au moyen de l'eau de savon.

Nous citerons encore une fois M. Gueneau de Mussy, qui a fait disparaître des paralysies chez plusieurs de ses malades, par l'administration intérieure du sirop de persulfure hydraté de fer, aidée de bains sulfureux donnés tous les deux jours et alternant avec des bains savonneux.

Dès l'année 1844, MM. Natalis Guillot et Melsens avaient proposé l'iodure de potassium dans le traitement des affections saturnines ; mais des expériences faites, à ce sujet, à l'Hôtel-Dieu de Paris, par M. Gilette, n'avaient pas confirmé le résultat annoncé.

L'année dernière, M. Melsens a présenté à l'Académie des Sciences un nouveau mémoire sur le même sujet (1), dans lequel il s'exprime en ces termes :

La médication proposée par M. Natalis Guillot et moi repose sur une vue que nous exprimons de la manière suivante : « Rendre solubles les composés métalliques que l'é-
» conomie pouvait garder, en les associant à un corps que
» l'économie élimine avec la plus grande facilité. »

« Nous avions réalisé ce point de vue : 1.º à l'aide de la propriété que possèdent tous les composés insolubles formés par les sels de mercure et les matières qu'on rencontre dans l'économie, de se dissoudre dans l'iodure de potassium ; 2.º en nous fondant sur la facilité et la rapidité avec laquelle l'économie se débarrasse de l'iodure de potassium. Nous avions admis, par analogie, que les composés de plomb gardés par l'économie, seraient très-probablement dissous et éliminés par l'iodure de potassium. »

« Je donne, dans mon mémoire, quelques cas de guérison parfaitement constatés pour des malades atteints de maladies saturnines ; tous les malades que j'ai eu occasion de traiter par l'iodure de potassium ont été guéris. »

« Je donne la preuve que l'acide sulfurique où les sulfates ne peuvent être considérés comme des agents curatifs pour les maladies chroniques dues au maniement des composés de plomb, attendu que le sulfate de plomb est un poison assez violent pour tuer les animaux en quelques semaines ; les chiens ne résistent jamais au-delà d'un mois à l'emploi du sulfate de plomb et sont très-malades en peu de jours. »

« Quand on administre simultanément du sulfate de plomb et de l'iodure de potassium à un chien, il ne présente aucun phénomène morbide pendant le temps nécessaire pour amener la mort chez un chien qui prend le sulfate de plomb seul. »

---

(1) Compte rendu de l'Acad. des Sciences, 1849, p. 186.

« Je prouve, dans mon mémoire, que si on administre brusquement une forte dose d'iodure de potassium à un chien qui est affecté d'une maladie due à l'administration du sulfate, du carbonate ou de l'iodure de plomb, on le tue très-rapidement ; que si, au contraire, on commence par administrer de petites quantités d'iodure de potassium à la fois, et qu'on augmente graduellement la dose de ce sel, l'animal guérit en très-peu de temps. »

« Je fais voir que les doses d'iodure de potassium qui tuent un chien malade par le plomb, n'ont aucune action sur des chiens sains. »

« Il résulte de la discussion des faits assez variés que renferme le mémoire, qu'avec la médication par l'iodure de potassium la guérison de l'empoisonnement chronique par le plomb ou le mercure ne s'obtient qu'après un empoisonnement aigu préalable, empoisonnement que le médecin est complétement le maître de diriger d'après la force de résistance des malades, mais qui doit être, de sa part, l'objet d'une attention très-scrupuleuse. »

« Les expériences établissent, de la manière la plus nette, que si certains médicaments agissent par eux-mêmes, ils peuvent agir en même temps par les matières qu'ils rencontrent dans l'économie. »

Les faits et les expériences directes sur les animaux sur lesquels s'appuie M. Melsens sont trop remarquables pour ne pas appeler vivement l'attention ; mais les dangers que signale l'auteur du mémoire dans l'administration de l'iodure de potassium, sont de nature à rendre très-réservé jusqu'à ce que ce moyen ait réussi dans les mains de nombreux observateurs. Si, comme le fait remarquer M. Mialhe, il faut, en effet, un grand excès d'iodure de potassium pour décomposer le chloroplombate alcalin formé dans l'économie, n'est-il pas à craindre que de petites doses ne soient inefficaces, tandis que de grandes seraient très-dangereuses pour le malade qui les prendrait.

Un des faits signalés par M. Melsens, l'innocuité du sulfate de plomb et de l'iodure de potassium administrés simultanément à un chien, nous a vivement frappés et nous a semblé devoir conduire à l'emploi de l'iodure de potassium comme prophylactique. On peut pourtant se demander si la présence d'un excès d'iodure de potassium, dans l'économie, ne deviendrait pas elle-même à la longue nuisible à la santé des ouvriers. Sur ce point comme sur les autres, appelons des faits nombreux qui seuls nous permettront de juger ; car l'observation vient souvent démentir les prévisions en apparence les mieux fondées de la théorie.

CONCLUSIONS.

1.º Malgré les nombreux succès dus à la méthode purgative dans le traitement de la colique de plomb, nous pensons que la méthode narcotique doit lui être préférée dans le plus grand nombre des cas.

2.º Les purgatifs et surtout les drastiques ne doivent être employés que comme adjuvants et quand la constipation résiste aux narcotiques seuls.

3.º Dans la méthode narcotique, nous accordons à la belladone la préférence sur l'opium, parce qu'elle semble avoir plus d'action que lui sur les deux symptômes principaux, la douleur et la constipation : l'opium doit être préféré, lorsqu'il existe de la diarrhée.

4.º Les antiphlogistiques ne se sont jamais montrés assez efficaces pour constituer une méthode générale de traitement. Ils ne doivent intervenir que d'une manière accidentelle pour combattre certaines complications.

5.º Dans toute maladie due à l'empoisonnement par le plomb, on doit chercher à éliminer le poison contenu dans l'économie.

6.º Les préparations sulfureuses à l'intérieur et à l'extérieur sont jusqu'ici les meilleurs moyens connus pour arriver à ce but.

7.º L'iodure de potassium est peut-être destiné à rendre de grands services dans le même sens, quand de nombreuses observations auront permis de poser les règles à suivre dans son administration.

NANTES, IMPRIMERIE DE M.ᵐᵉ V.ᶜ C. MELLINET. — 47,722.